DES CULTURES DE BACTÉRIES

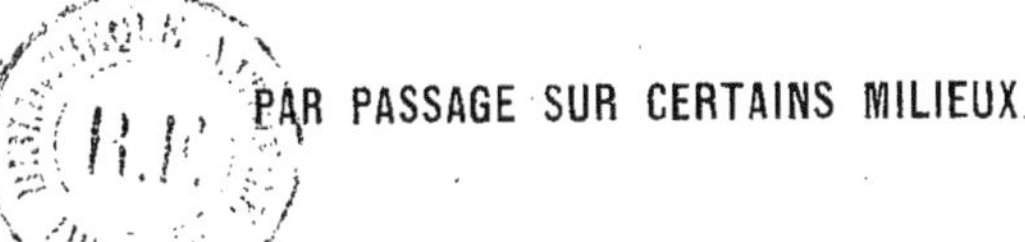

PAR PASSAGE SUR CERTAINS MILIEUX [1]

Par le Dr MACÉ

PROFESSEUR AGRÉGÉ A LA FACULTÉ DE MÉDECINE

Les propriétés physiologiques variées d'une espèce donnée de Bactéries ne se maintiennent souvent pas identiques dans une série de cultures successives. Au contraire, sous l'influence de causes diverses dont certaines font partie des conditions banales de milieu et d'autres dépendent de la volonté de l'expérimentateur, elles diminuent peu à peu d'intensité, les effets qu'elles provoquent, les réactions qu'elles occasionnent, deviennent de moins en moins marqués, suivant que la cause affaiblissante agit plus. C'est ainsi que beaucoup de Bactéries pathogènes voient leur virulence diminuer peu à peu, s'éteindre même après un certain temps; que des Bactéries chromogènes produisent des quantités de plus en plus faibles de matière pigmentaire et peuvent donner des colonies tout à fait incolores; que des Bactéries qui sécrètent des ferments solubles deviennent tout à fait inactives à ce point de vue.

M. Pasteur a montré le premier qu'il était possible, en usant de certains artifices, de renforcer une virulence très affaiblie ou prête à s'éteindre et de voir revenir progressivement une culture

---

1. Communication faite dans la séance du 28 juin 1888.

devenue presque inerte, à sa nocivité première. Il avait reconnu, dans ses belles recherches sur la maladie charbonneuse, que les cultures de *Bacillus anthracis,* maintenues à 43° en présence de l'air en abondance, perdaient peu à peu leur virulence, de façon à n'avoir plus d'action sensible, au bout d'une huitaine de jours, sur les cobayes, qui sont cependant d'une réceptivité si grande pour le charbon. En choisissant le moment convenable, une telle culture, sans action sur le cobaye adulte, peut encore tuer un individu de résistance moindre, le cobaye nouveau-né par exemple. Or, par ce passage dans l'organisme animal, le virus s'est légèrement renforcé, de telle sorte que le sang de l'individu mort pourra tuer un cobaye un peu plus fort, d'un jour ou deux ; puis, en opérant de même, il sera possible de faire périr un cobaye de quelques jours, de huit jours, de quinze jours, d'un mois. Et ainsi de suite, petit à petit, après une période assez longue et des passages assez nombreux, on arrivera à un virus mortel pour un cobaye adulte de plus en plus fort, pour le lapin et enfin pour le mouton lui-même. La Bactérie est revenue à sa virulence primitive, qu'elle gardera si l'on n'intervient pas pour l'atténuer.

Il est possible, en usant de milieux de culture tout à fait inertes, d'observer un renforcement dans la puissance virulente de certaines Bactéries pathogènes qui s'est atténuée sous l'influence de causes diverses.

M. Duclaux en a cité un premier exemple pour les cultures d'un *Micrococcus* qu'il a obtenues du sang de malades atteints de l'affection connue sous le nom de *Clou de Biskra,* et qui paraît devoir être considérée comme cause de cette maladie. Les cultures dans le bouillon de cette bactérie perdent leur virulence avec l'âge. Une culture de trois à quatre jours est en pleine virulence ; une de dix jours la montre déjà bien amoindrie. Une culture de deux mois est tout à fait inoffensive, même à fortes doses. Toutefois, si l'on inocule du bouillon frais avec une de ces cultures inertes, mais encore vivantes, la culture que l'on obtient récupère en quelques jours la virulence primitive. La virulence paraît ici intimement liée au rajeunissement des éléments.

Un fait beaucoup plus net de récupération de virulence s'observe chez une Bactérie, isolée et étudiée dans mon laboratoire par mon préparateur, le Dr Legrain, qui, introduite dans l'organisme des grenouilles, détermine chez ces animaux à la fois des accidents locaux, des phlegmons gangréneux surtout, et des accidents généraux, de nature septicémique, rapidement mortels. Les éléments sont de courts Bacilles de 1^µ,8 de long sur 0^µ,6 à 0^µ,8 de large, très mobiles. Ils se cultivent facilement sur tous les milieux. Les cultures sur gélatine et sur gélose perdent en très peu de temps leur virulence et deviennent sans action sur les grenouilles. Celles sur pommes de terre gardent très longtemps leur activité. Elles sont très abondantes et ont une odeur particulière, ne s'observant pas sur les autres milieux, qui rappelle assez l'odeur de la cicutine. En ensemençant sur pomme de terre des cultures sur gélatine ou gélose devenues tout à fait inertes, on voit la virulence revenir rapidement et regagner après trois ou quatre ensemencements successifs son summum d'intensité.

MM. Arloing, Cornevin et Thomas, dans leurs remarquables travaux sur le *Charbon symptomatique* du bœuf, avaient signalé la possibilité de renforcer l'activité des virus atténués de cette maladie, qu'ils obtiennent en desséchant de 100° à 104° la pulpe musculaire des tumeurs charbonneuses. Il suffisait, d'après eux, pour arriver à ce résultat, de laisser le virus en contact pendant quelques heures avec une solution d'acide lactique au cinquième. Des recherches ultérieures de MM. Nocard et Roux (*Annales de l'Institut Pasteur*, 25 juin 1887) donnent une tout autre interprétation aux résultats obtenus par les premiers observateurs. L'activité propre du virus n'est nullement augmentée par le traitement; l'acide lactique agit sur l'organisme seul en produisant une lésion du muscle à l'endroit d'inoculation, une sorte de meurtrissure, qui rend l'animal moins résistant à l'envahissement. Ce qui le démontre avec la dernière évidence, c'est que toutes les substances qui peuvent diminuer la vitalité du muscle agissent aussi efficacement que l'acide lactique, c'est que de simples lésions mécaniques, des meurtrissures musculaires obtenues à l'aide de chocs produisent des effets identiques. Il n'y a pas ici récupération de la virulence atténuée, mais diminution de la résistance de l'organisme contre l'attaque de Bactéries affaiblies, impuissantes à envahir un organisme normal.

Nous savons que la virulence n'est pas la seule propriété physiologique qui puisse s'atténuer et disparaître sous l'influence des causes qui affaiblissent en général la vitalité des cultures. La propriété de produire des pigments subit des variations en tout comparables. Bien des Bactéries chromogènes, soumises aux influences banales des cultures, perdent peu à peu cette particularité si intéressante de sécréter des matières colorantes et peuvent, après un certain temps, ne plus donner que des cultures tout à fait incolores, et qui paraissent devoir se perpétuer indéfiniment telles, si les conditions de milieu restent les mêmes, si l'on n'intervient pas pour renforcer leur vitalité. Parce qu'ici aussi, comme pour la virulence, à mesure que la propriété physiologique en question diminue, la force de croissance s'amoindrit aussi, les cultures deviennent moins abondantes. Toutes ces manifestations paraissent intimement liées à la vitalité de la culture, de sorte que toutes les causes qui agissent favorablement ou défavorablement sur cette dernière, influencent dans le même sens toutes les propriétés physiologiques de l'espèce. L'atténuation semble consister surtout dans un affaiblissement végétatif des cultures; dans bien des cas, en effet, les cultures atténuées ne montrent qu'une végétation très minime comparée à celle des cultures très actives de la même espèce.

Les premières cultures sur gélose du *Bacillus violaceus,* commun dans les eaux riches en matières organiques, sont teintes en violet-noir très foncé et fournissent une bonne proportion de matière colorante soluble dans l'alcool absolu. Souvent les secondes cultures et presque régulièrement les troisièmes sont tout à fait incolores ou ne présentent que de petites macules violettes. Les générations suivantes donnent des colonies tout à fait blanches. La culture sur pomme de terre n'est pas violette, mais brunâtre. En faisant passer sur pomme de terre des cultures sur gélose complètement blanches, il est possible, après plusieurs passages, d'obtenir sur ce dernier milieu des colonies qui ont regagné la propriété chromogène et qui sont de nouveau riches en pigment violet.

Dans le même ordre d'idées, M. Wasserzug (*Annales de l'Institut Pasteur*, 1888, p. 78) a pu faire réapparaître la coloration rose des cultures de *Micrococcus prodigiosus* devenues blanches, en faisant croître ces cultures sur des milieux acides, pendant plusieurs générations.

De nombreuses Bactéries produisent en plus ou moins grande abondance des ferments solubles de nature et d'activité variées dont les effets sur des substances déterminées sont manifestes et en rapport intime avec la nutrition de ces espèces. C'est ainsi, entre autres, que la liquéfaction de la gélatine nutritive, qu'occasionnent bien des espèces, est due à la sécrétion de diastases particulières pouvant amener seules cette modification. Cette sécrétion, tout comme les propriétés physiologiques précédentes, peut diminuer peu à peu dans des séries de cultures, à mesure que la force de végétation, que la vitalité décroît; elle peut s'atténuer, voire même disparaître. Le fait s'observe très nettement pour le *Bacterium termo,* si commun dans l'eau, les substances organiques en putréfaction. Cette Bactérie, qui commence à liquéfier la gélatine déjà au bout de douze heures en première culture, ne liquéfie plus qu'après quelques jours, même une semaine, en quatrième ou cinquième culture. Le *Micrococcus subflavus,* commun dans le mucus vaginal à l'état normal, offre un exemple plus évident encore. La première culture sur gélatine donne un entonnoir de liquéfaction de belle taille en quatre ou cinq jours; la puissance liquéfiante diminue rapidement dès la troisième ou quatrième culture. A la cinquième ou sixième génération, la liquéfaction se montre à peine après un mois. Je n'ai pu jusqu'ici observer aucun fait qui démontre une récupération de cette sécrétion de produits solubles une fois qu'elle a diminué sous l'action d'influences diverses. Il paraît cependant infiniment probable qu'elle ne fait pas exception dans la série des propriétés physiologiques dont peuvent être douées les espèces du groupe si étendu des Bactéries.

Nancy, imprimerie Berger-Levrault et Cⁱᵉ.